CONTRIBUTION NOUVELLE

AU TRAITEMENT PHYSIQUE

DE LA SCIATIQUE

PAR

Eugène GUILLAUD

DOCTEUR EN MÉDECINE

ANCIEN INTERNE DES HOPITAUX DE GRENOBLE

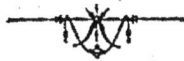

MONTPELLIER

IMPRIMERIE GustavE FIRMIN, MONTANE et SICARDI

Rue Ferdinaud-Fabre et quai du Verdanson

—

1907

CONTRIBUTION NOUVELLE

AU TRAITEMENT PHYSIQUE

DE LA SCIATIQUE

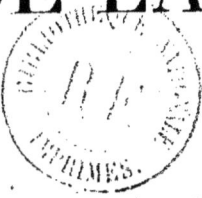

PAR

Eugène GUILLAUD

DOCTEUR EN MÉDECINE

ANCIEN INTERNE DES HOPITAUX DE GRENOBLE

MONTPELLIER

IMPRIMERIE Gustave FIRMIN, MONTANE et SICARDI

Rue Ferdinand-Fabre et quai du Verdanson

—

1907

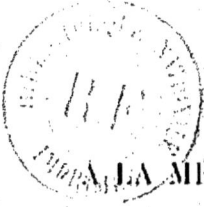

À LA MÉMOIRE DE MON PÈRE

A MA MÈRE

E. GUILLAUD.

Arrivé au terme de nos études, nous avons le devoir de présenter nos hommages et nos remerciements à tous ceux qui nous ont dirigé et aidé.

C'est tout d'abord à notre bonne mère que vont nos attentions de piété filiale : nous devons tant en effet à son dévouement et à sa sollicitude ! Nous la prions d'accepter ici le bien faible témoignage de notre profonde affection.

Nous avons reçu à Montpellier le meilleur accueil ; que MM. les professeurs Forgue et Grasset nous permettent de les remercier, ainsi que M. le professeur Rauzier, qui a bien voulu accepter la présidence de cette thèse.

Nous n'oublierons point nos maîtres de Grenoble, qui, tous, ont été pour nous pleins de bienveillance.

Que MM. les professeurs Girard, Porte, Jacquemet, Termier et MM. les docteurs Berthollet et Traversier, dont nous avons été l'interne, veuillent bien accepter nos sentiments reconnaissants.

Les savantes leçons des professeurs Perriol, Déchamp et Cibert nous ont été très utiles.

Nous remercions tout particulièrement M. le professeur Jacquemet qui a bien voulu revoir notre travail et nous donner de précieuses indications.

MM. les docteurs Roux et Audan, chefs de clinique, nous ont donné d'excellents conseils, nous les en remercions.

MM. Satre et Vinit, internes des Hôpitaux, ont droit également à notre reconnaissance pour les renseignements qu'ils ont bien voulu nous fournir.

A nos camarades, nous disons adieu. Nous espérons que le temps n'effacera point les souvenirs de notre jeunesse et ne brisera pas nos liens d'amitié.

INTRODUCTION

Il est en général facile de diagnostiquer une sciatique : autre chose est de la guérir. Pour y parvenir, il importe d'être fixé sur son étiologie, certaines sciatiques étant justiciables d'un traitement médical, d'autres d'un traitement chirurgical.

Lorsque nous aurons éliminé ces dernières, nous devrons encore, parmi les sciatiques « médicales », faire un choix, et mettre à part les sciatiques syphilitiques et paludéennes : pour elles la thérapeutique est efficace : le mercure, l'iodure, la quinine apportent la guérison.

Mais pour les autres, pour les sciatiques *a frigore*, rhumatismales, goutteuses, blennorrhagiques, radiculaires, le médecin est souvent presque désarmé pour lutter contre le mal.

C'est guidé par ces idées que le docteur Annequin, médecin inspecteur de l'armée (cadre de la réserve), fit paraître en décembre 1906, dans le *Dauphiné Médical*, une communication très intéressante sur « L'utilisation de l'entéroclyse à haute température dans le traitement de la sciatique d'origine médicale ».

Cet article, que nous suivrons pas à pas, puisqu'il nous a inspiré l'idée première de notre thèse, a surtout en vue la sciatique congestive courante et la sciatique infectieuse, et place en tête du traitement l'hydrothérapie chaude rectocolique.

Nous exposerons dans ce travail les raisons théoriques et anatomo-pathologiques capables de justifier un tel essai.

J'ai beaucoup regretté pour ma part de n'avoir pas pu profiter des conseils du maître, car l'éminent praticien vient d'être enlevé subitement à ses laborieuses recherches. J'ose espérer que ma thèse servira d'hommage à sa mémoire, et je lui adresse ici un salut respectueux.

Les quelques observations qui suivront nous permettront d'apporter une contribution personnelle à ce travail.

DIVISION DU TRAVAIL

Nous diviserons notre travail en quatre chapitres.

Après quelques lignes d'historique sur les injections chaudes, nous dirons quelques mots de la sciatique au point de vue symptomatologique ; nous mentionnerons également ses différentes formes cliniques, ce qui nous permettra, dans nos conclusions, de dire celles auxquelles s'adressera surtout notre traitement.

Dans un deuxième chapitre, nous passerons rapidement en revue les différentes thérapeutiques, surtout physiques, employées jusqu'à ce jour. Nous donnerons ensuite les raisons anatomo-physiologiques capables de justifier l'entéroclyse à 55° dans le traitement de la sciatique.

Dans le troisième, nous indiquerons le manuel opératoire de ces lavements chauds et les précautions à prendre pour en obtenir les meilleurs résultats...

Enfin, dans le quatrième, nous exposerons nos observations pouvant servir à la démonstration de notre thèse. Nous en déduirons de brèves conclusions.

CONTRIBUTION NOUVELLE

AU TRAITEMENT PHYSIQUE

DE LA SCIATIQUE

CHAPITRE PREMIER

I

HISTORIQUE

« A l'heure actuelle, où la thérapeutique utilise de plus en plus l'hygiène et les grands agents naturels ou physiques, dit le docteur Annequin, il m'a paru intéressant de voir si l'emploi de l'hydrothérapie chaude recto-colique ne donnerait pas de bons résultats dans le traitement de la sciatique. »

Malgré de nombreuses recherches, nous n'avons pu trouver nulle part, dans aucune thèse, ni même dans aucune revue médicale, quelques aperçus sur cette méthode appliquée à la médecine.

Ducosté, dans un travail intéressant (Paris, novembre 1895), a bien parlé de tous les avantages que l'on pourrait retirer de l'eau chaude en chirurgie, mais il place au premier plan ses propriétés vaso-constrictives et astringentes,

mais passe complètement sous silence ses vertus sédatives
et antitoxiques.

Sans nul doute, l'eau chaude a été employée depuis très
longtemps par les gynécologues sous forme d'injections, de
lavages intra-utérins : les chirurgiens s'en sont servis comme
d'un précieux antiseptique et d'un puissant hémostatique ;
les médecins allemands prônent beaucoup maintenant ses propriétés révulsives, et dans beaucoup d'hôpitaux d'Outre-Rhin
les grandes compresses chaudes ont peut-être remplacé avec
beaucoup d'avantages nos classiques vésicatoires.

Cependant, en consultant les cliniques de Trousseau, on
verra que lui aussi, dès 1853, conseillait l'emploi des injections chaudes comme moyen hémostatique dans les mé-
trorrhagies. C'est l'expérience suivante qui lui en aurait ré-
vélé l'idée : « Si on trempe une main, dit-il, dans de l'eau
à 0°, l'autre dans l'eau à 48°, pendant quelques minutes, on
constate qu'elles subissent, quelques instants après leur sortie de l'eau, une réaction en sens opposé : celle plongée dans
l'eau froide devient chaude et congestionnée ; le contraire a
lieu pour celle trempée dans l'eau chaude. »

Il pensa, et à juste titre, qu'il devait en être de même pour
l'utérus.

Malgré ses conseils et ses publications dans les journaux
médicaux, cette thérapeutique phy····· n'entra pas dans la
pratique courante, avant 1870, où Emmet, de New-York,
remit ce sujet à la mode. Il l'appliqua non seulement pour
combattre les hémorragies, mais encore avec grand succès
dans le traitement des métrites.

On voit donc que, jusqu'en 1870, il n'y a presque que les
accoucheurs qui aient cherché à tirer parti de l'eau chaude.
Brunsky, de Prague, et Vildebrand, de Berlin, après avoir
obtenu par cette pratique des résultats inespérés, vulgari-
sèrent cette méthode, qui n'est devenue réellement courante

que depuis 1894, après les belles expériences cliniques du professeur Reclus, qui a étendu son emploi à toute la chirurgie. C'est lui le premier qui eut l'idée de se servir de lavements chauds pour guérir certaines affections de l'utérus et de ses annexes. A son dire, après quelques jours d'entéroclyse à haute température, il n'opérait plus que le tiers des femmes qui se présentaient dans son service, demandant une intervention chirurgicale qu'elles croyaient indispensable.

On voit donc que jusqu'à ces derniers temps l'eau chaude à haute température n'a été employée qu'en obstétrique et en chirurgie, et la primeur en revient bien au docteur Annequin, d'avoir voulu la faire sortir du domaine spécial où elle a semblé devoir se cantonner depuis de si longues années.

II

Symptomatologie et formes cliniques
DE LA SCIATIQUE

Pour bien comprendre toute la valeur de l'entéroclyse à haute température, il est nécessaire de rappeler brièvement les principaux symptômes de l'affection et les différentes formes que peut prendre cette névralgie pour savoir celles auxquelles le traitement convient spécialement.

La sciatique, nous le savons, est une affection douloureuse du membre inférieur, essentiellement caractérisée par des douleurs paroxystiques, rémittentes ou intermittentes, sur tout le trajet du nerf sciatique, ou seulement sur une partie, accompagnées souvent par des troubles de la sensibilité, de

la motilité et de la nutrition, répandus sur tout le territoire
de ce nerf.

Le diagnostic étiologique est quelquefois très délicat ; il
'n'en est pas de même des symptômes qui se révèlent au cli-
nicien presque toujours les mêmes.

Ce qui frappe de prime abord le médecin quand il examine son patient, c'est la douleur. Elle peut débuter soudai-
nement ou graduellement ; quand le début est soudain, le
malade ressent le premier éclair de douleur, à l'occasion d'un
mouvement brusque ou d'un effort qui l'oblige à interrompre
le mouvement commencé.

Quand la maladie s'installe graduellement, le patient
éprouve d'abord dans le membre inférieur une sensation de
lourdeur, d'engourdissement, puis de douleur sourde, mal
localisée, qui s'exaspère par la fatigue et qui s'accroît progressivement jusqu'à rendre tout travail impossible. Enfin,
les paroxysmes douloureux font leur apparition, se locali-
sant sur le sciatique et se propageant d'un point limité de la
fesse à la cuisse et souvent au mollet.

Lasègue prétend qu'on peut prévoir la ténacité et la gra-
vité de la sciatique par la lenteur de son début.

La douleur siège donc le long du nerf sciatique, et quand
on demande au malade de montrer où il souffre, il indique
avec son doigt, comme le ferait le meilleur anatomiste, le
trajet du nerf endolori.

Les élancements vont du centre à la périphérie et peuvent
s'arrêter au niveau du creux poplité, mais ils gagnent le plus
souvent la face externe de la jambe et la plante du pied.

La douleur peut être intermittente ou bien fixe et perma-
nente.

Le nerf est très sensible à la pression, qui provoque une
douleur vive. Les malades ne peuvent supporter les cahote-
ments d'une voiture ; la marche est souvent même impossible.

Le décubitus dorsal au lit est d'autant plus pénible que les douleurs s'exaspèrent pendant la nuit. Les variations hygrométriques et barométriques leur causent des paroxysmes intolérables.

Les points douloureux principaux sont :

Le point lombaire, au-dessus du sacrum ;

Le point fessier, qui correspond au lieu d'émergence du nerf de la grande échancrure sciatique ;

Le point trochantérien, entre le grand trochanter et l'ischion ;

Les points fémoraux, sur le trajet du nerf à la partie postérieure de la cuisse ;

Les points poplité et péronier, au-dessus de la tête du péroné, à l'endroit où le sciatique poplité externe contourne le col du péroné pour devenir superficiel ;

Le point malléolaire externe, répondant au nerf saphène externe ;

Enfin, le point dorsal du pied et le point plantaire, auxquels il faut joindre, d'après Lagrelette, le point calcanéen.

Le deuxième grand symptôme qui frappe le médecin, c'est la déformation.

Quelquefois, au bout de quinze ou vingt jours, on constate une atrophie marquée du membre malade. On l'attribuait jadis à une immobilité forcée et prolongée, mais Lasègue et Landouzy ont montré qu'elle était consécutive aux lésions des nerfs, donc à des névrites.

Du côté de la fesse, quand on a eu soin de faire lever son malade, on constate un aplatissement très marqué, surtout à la partie supéro-externe ; cela tient à la perte de tonicité du muscle, et il en résulte un abaissement du pli fessier. Ce symptôme est connu en clinique sous le nom de signe de Bonnet.

Charcot, en 1880, puis Babinsky, observèrent la déformation du tronc dans la sciatique. Le corps se penche du côté sain, et on a vu des cas où le rebord costal se mettait nette-ment en contact avec la crête iliaque. Le tronc peut aussi se fléchir en avant, et comme conséquences de ces attitudes vicieuses, on voit des malades, ayant le pied en équerre, avoir la démarche en saluant si caractéristique de l'affection.

Si on examine le patient couché et qu'on essaye de soule-ver sa jambe en extension, il accusera une douleur violente, car dans cette manœuvre on tend le sciatique ; si, au contraire, on fléchit le membre sur le bassin et la jambe sur la cuisse, on relâche le nerf et les douleurs cessent brusquement. C'est le signe de Lasègue.

Bonnet a également insisté sur un symptôme particulier pouvant aider au diagnostic. Quand on met le membre dans l'adduction, on réveille une douleur très vive ; elle devient au contraire nulle dans l'abduction.

Voilà, après s'être enquis des antécédents, les symptômes principaux auxquels doit toujours faire appel le médecin pour porter le diagnostic de névralgie sciatique.

Nous rappellerons aussi que les douleurs peuvent s'irra-dier non seulement aux branches du tronc principal, mais encore sur le trajet du crural, grâce à des anastomoses du plexus lombo-sacré.

Enfin, Brissaud a insisté, notamment dans les formes an-ciennes, sur certaines attitudes particulières qui amènent des déviations de la colonne. On comprend d'ailleurs fort bien qu'après une sciatique longue et douloureuse, le malade pre-nant une position hanchée du côté opposé à la sciatique, il peut en résulter des déviations homonymes et croisées.

Formes cliniques. — La sciatique peut se présenter sous différentes formes cliniques que nous allons mentionner rapi-dement.

Nous ferons d'abord une scission entre la sciatique névralgie et la sciatique névrite décrite par Landouzy. La première seule rentre dans notre plan d'études, car la seconde est liée à une dégénérescence du nerf presque toujours incurable. Elle est généralement la conséquence de compressions fortes et prolongées ou encore d'intoxications profondes.

Par ordre de fréquence, la sciatique peut se présenter sous la forme :

De sciatique a *frigore*, appartenant généralement aux névralgies congestives ;

De sciatique rhumatismale et infectieuse, pouvant affecter toutes les formes, depuis la simple névralgie congestive jusqu'à la névrite chronique ;

De sciatique goutteuse ;

De sciatique traumatique qui a pour lésion habituelle une métrite ;

De sciatique par compression ;

De sciatique syphilitique, dans laquelle le traitement mixte est la meilleure médication ;

De sciatique blennorrhagique ;

De sciatique paludéenne ;

De sciatique radiculaire, dans laquelle la rachicocaïnisation est très efficace ;

De sciatique tuberculeuse, d'abord étudiée par Poncet et Patel (*Gazette des Hôpitaux*, 12 septembre 1905), puis par Cellerier (thèse Lyon, 1903-1904), qui a nettement montré la fréquence de la bacillose dans l'étiologie de la sciatique ;

De sciatique que nous appellerons de causes générales, avec Charcot. On sait, en effet, que la tuberculose et le cancer vertébral peuvent occasionner des névralgies sciatiques.

Enfin, nous ajouterons avec Nortrom, la sciatique consécutive à la propagation aux nerfs de myosites de voisinage.

Nous indiquerons dans nos conclusions quelles sont les formes auxquelles notre traitement a paru donner les résultats les plus favorables.

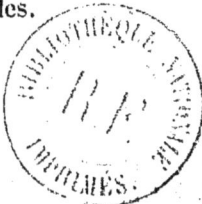

2

CHAPITRE II

DES DIFFERENTES THERAPEUTIQUES EMPLOYEES JUSQU'A CE JOUR POUR AMELIORER LA NEVRALGIE SCIATIQUE

I

On peut dire que la médecine a mis en œuvre tout l'arsenal thérapeutique dans le traitement de la sciatique ; mais la multiplicité des remèdes prouve malheureusement leur inefficacité.

C'est surtout contre l'élément douleur qu'on s'est efforcé de lutter.

Très longtemps on a prescrit les saignées locales, les ventouses, les sangsues, avec quelque succès dans les formes bénignes ; les vésicatoires volants pansés à la morphine ont été aussi longtemps à la mode, ainsi que les pointes de feu et toute la série des révulsifs : huile de croton, essence de térébenthine, etc... Duchenne, de Boulogne, a été pendant longtemps un grand partisan de l'électrisation cutanée.

On a ensuite recouru aux médicaments anesthésiques, stupéfiants, narcotiques : injections de morphine, de chloroforme, sans négliger la médication interne, trop nombreuse pour être rapidement énumérée et que nous laisserons de côté comme n'entrant pas dans le cadre de notre thèse.

Nous dirons seulement que vu son inefficacité trop fré-
quente, on fut obligé de revenir aux dérivatifs : bains de sable, douches froides, bains de vapeurs, fumigations sèches,
bains électriques, qui ont donné dans certains cas d'assez
bons résultats, joints aux massages.

Un procédé actuellement très employé est le stypage pré-
conisé par Bailly, ou la simple congélation le long du sciatique par le chlorure de méthyle (Debove).

Toutes ces observations comptent des succès à leur actif,
mais combien nombreux sont les insuccès et les récidives rapides ! Quand, en présence de sciatiques très rebelles, tous
ces moyens avaient échoué, le médecin se voyait souvent
obligé, à bout de ressources, de conseiller l'élongation sanglante du nerf, opération généralement refusée par le patient, qui préférait de beaucoup la morphine, malgré ses
fâcheuses conséquences.

C'est devant cette réelle impuissance de la médecine à
guérir la névralgie sciatique, que Cordier et Jaboulay, de
Lyon, eurent l'idée d'un procédé nouveau. Partant de ce
principe que l'élongation du sciatique amenait une sédation
dans les phénomènes douloureux, ils imaginèrent de produire cette élongation par des injections d'air dans la cuisse.

Nous allons exposer succinctement cette méthode, très employée à Lyon, et qui compte à son actif de nombreuses
guérisons.

Marie et Chauffard l'ont longuement expérimentée, et dans
la *Semaine médicale* du 24 décembre 1902 on pourra lire le
compte-rendu des nombreuses expériences auxquelles ils se
sont livrés. Nous allons en donner rapidement le manuel
opératoire, car, selon nous, avec l'entéroclyse chaude, c'est
peut-être le seul traitement réellement efficace de la névralgie sciatique.

Imaginée, nous l'avons dit, par Cordier, de Lyon, cette

méthode consiste à injecter au niveau des points douloureux une quantité d'air filtré variant de un tiers de litre à un demi-litre.

Pour stériliser l'air et l'insuffler, il n'est pas besoin d'instrumentation spéciale. On se sert couramment d'une aiguille tubulée quelconque, celle du Potain, par exemple et d'une soufflerie de thermo-cautère. Si l'on tient à se servir d'oxygène ou d'acide carbonique, on fait communiquer, au moyen d'un gros tube en caoutchouc, l'orifice d'aspiration de la soufflerie avec le ballon contenant le gaz en question. Entre l'aiguille et la soufflerie on interpose un tube en verre de dix centimètres de longueur et de un centimètre de diamètre. On peut lubréfier les parois avec un peu de glycérine et on le remplit de coton stérilisé, puis on le ferme à ses deux extrémités par des bouchons de caoutchouc percés d'un orifice : l'un reçoit un embout métallique devant s'adapter à la canule de l'aiguille, l'autre un tube en verre sur lequel se fixe le caoutchouc qui fait suite à la soufflerie.

L'asepsie de l'aiguille et de la peau du malade assurée, on enfonce brusquement l'aiguille, et après avoir eu soin de voir si elle n'a pas pénétré dans un vaisseau, on commence l'insufflation, en exerçant une pression de plus en plus modérée, suivant la région à laquelle on a affaire.

Jaboulay conseille ensuite de pratiquer un massage énergique. Par des pressions alternatives, il faut refouler et ramener le gaz, de façon à le faire agir sur les points où il est nécessaire d'exercer une distension plus considérable.

Jamais Cordier n'a remarqué de réaction inflammatoire ou fébrile ; cependant il persiste quelque temps après un peu d'hyperesthésie à la température et au toucher, ainsi qu'un prurit plus ou moins pénible. Voici, parmi de nombreuses statistiques, une publiée dans le *Lyon Médical* et particulièrement convaincante sur les résultats de cette méthode. Sur

25 sujets atteints de névralgie ou névrite sciatique, 15 guérisons, 6 améliorations, 4 échecs.

Après les expériences de Cordier, on a tenté de remplacer l'air par l'oxygène, l'hydrogène, l'acide carbonique, puis les gaz par l'eau chloroformée, la glycérine morphinée ; mais ces différents éléments ne donnent aucune différence thérapeutique, la rapidité de l'absorption variant seule.

Chauffard prétend même par ce procédé avoir guéri radicalement un malade (*Semaine médicale*, 2 avril 1902), souffrant depuis très longtemps d'un point douloureux d'origine pleurétique et ayant résisté à tous les moyens ordinaires.

Il nous reste à nous demander comment agissent ces injections d'air ? Toutes les raisons ont été longuement exposées dans la thèse d'Etienne Moitron (Bordeaux, janvier 1904), travail inspiré par le professeur Cordier lui-même.

Nous dirons simplement qu'on a attribué les bons effets de ces injections, d'une part à une sorte d'élongation des extrémités nerveuses, d'autre part à la formation d'un coussinet gazeux qui protègerait ces extrémités contre toute pression extérieure.

Quoi qu'il en soit, cette méthode, qui a déjà fait, depuis plusieurs années, ses preuves, est très recommandable, et il est même à regretter qu'elle ne soit pas plus fréquemment employée dans les hôpitaux. Sans doute elle a contre elle d'être souvent très douloureuse, et avec cela pas toujours très pratique, surtout à la campagne ; enfin, elle n'est pas non plus toujours admise par les malades, qui sont souvent très impressionnés par l'œdème énorme qu'on produit, et durant les séances de massage, par le tympanisme, la sensation de rupture et de crépitation dont toute leur jambe est le siège.

II

Nous en arrivons donc à nous demander quel serait le traitement le plus pratique et le plus efficace pour guérir la névralgie sciatique ?

Nous dirons dès maintenant que l'entéroclyse chaude rectocolique nous a donné des résultats vraiment inespérés, même dans certains cas de sciatique ancienne et rebelle, comme en témoignent plusieurs de nos observations. Nous allons exposer les raisons anatomo-physiologiques, en suivant les idées du docteur Annequin, capables de justifier une telle thérapie.

D'abord, au point de vue anatomique, si nous jetons un coup d'œil sur l'innervation de l'excavation pelvienne, nous verrons que les branches d'origine du nerf sciatique et la portion sacrée du grand sympathique se trouvent pour ainsi dire adossées au rectum et à la partie inférieure de l'S iliaque, tout contre la cavité du sacrum.

Le plexus sacré est formé, en effet, comme nous le savons, par la branche antérieure de la 5e lombaire et par les branches antérieures des 1re, 2e, 3e et 4e paires sacrées, qui convergent toutes vers un même point pour s'y fusionner et constituer le nerf grand sciatique. Profondément situé dans le bassin, notre plexus répond en arrière au muscle pyramidal et sur un plan plus postérieur à la face antérieure du sacrum. En avant il est recouvert par l'aponévrose pelvienne supérieure qui le sépare des viscères pelviens ; en dehors il est en rapport avec le muscle releveur et les vaisseaux hypogastriques, tandis qu'en dedans il est en connexion assez intime avec le rectum, qui le recouvre plus ou moins, et avec le sympathique sacré.

La portion sacrée du grand sympathique est aussi située de chaque côté du rectum. De sa partie interne se détachent des branches, remarquables par leur ténuité autant que par la brièveté de leur trajet qui se portent transversalement en dedans et fournissent entre autres de nombreux filets à la partie inférieure du rectum.

Les branches antérieures des ganglions sacrés, plus nombreuses et aussi plus volumineuses que les précédentes, se portent en haut et en avant pour former le plexus hypogastrique.

Ce plexus, un des plus importants de l'économie, est situé dans l'excavation de chaque côté du rectum. Nous rappellerons qu'il n'est pas uniquement formé par les filets efférents antérieurs des ganglions sacrés ; un prolongement important du plexus lombo-aortique, ainsi que plusieurs rameaux émanant directement des 3ᵉ et 4ᵉ nerfs sacrés, prennent encore part à sa constitution.

Nous voyons donc que le rectum, dans toute sa hauteur, est entouré par une sorte de collier nerveux, relié d'une part au grand nerf sciatique et, d'autre part, au grand sympathique.

Jaboulay, à la suite d'études faites en vue de préciser l'influence du sympathique abdominal sur les affections douloureuses du bassin et des membres inférieurs, est arrivé à cette conclusion que les lésions du plexus péri-rectal peuvent donner lieu à des irradiations douloureuses et à des troubles vaso-moteurs dans tout le voisinage, jusque dans les membres inférieurs. De fait, il a pu guérir diverses affections nerveuses graves et rebelles du bassin et des membres inférieurs en pratiquant le décollement de la face postérieure du rectum, c'est-à-dire en faisant l'élongation ou la déchirure des filets nerveux qui vont du plexus péri-rectal aux branches d'origine du grand nerf sciatique et aux ganglions présacrés.

D'ailleurs, une intervention plus bénigne, la dilatation ano-rectale, c'est-à-dire l'élongation non sanglante du plexus péri-rectal est du reste de pratique courante dans le traitement de diverses affections douloureuses du rectum et des organes voisins.

Il semble donc bien prouvé que ce plexus péri-rectal cons-titue un centre d'irradiation et d'atténuation des douleurs pelviennes et même de celles des membres inférieurs, et qu'on peut l'utiliser comme tel pour les besoins de la théra-peutique.

Or, l'entéroclyse à haute pression produit sur les filets nerveux précités une inhibition très nette. Nous en arrivons donc à nous demander, et ce sera le côté physiologique de la question, comment agissent nos lavements chauds à 55°.

Nous dirons tout d'abord que les injections recto-coliques chaudes, en entrant en contact presque intime avec les plexus énumérés plus haut, réalisent pour les nerfs de véritables bains locaux, décongestionnent les organes et rendent les échanges entre tissus plus intimes et plus actifs.

On sait, de plus, que la chaleur est un excitant puissant de la contractilité de la fibre musculaire et l'action du calo-rique sur les muscles lisses est manifeste ; on les a d'ailleurs appelés muscles thermosystaltiques. Un médecin grec, Cal-liburcis, en 1857, avait déjà remarqué que si l'on mettait un bout d'intestin dans un vase renfermant de l'eau à 30°, il était animé de mouvements péristaltiques assez intenses, mou-vements qui augmenteraient jusqu'à 50° ou 55°, pour dimi-nuer un peu au-delà.

Sur les vaisseaux, l'action de la chaleur est encore plus évidente. Cependant certains physiologistes, Sartorius en-tre autres, ont eu à ce sujet des idées fausses.

Pour ce dernier, les effets locaux de la chaleur en application sur la peau, une muqueuse ou une séreuse, se traduiraient toujours par une dilatation des vaisseaux, donc par un ralentissement dans le courant circulatoire. Cette conclusion est vraie pour les températures très élevées auxquelles expérimentait l'auteur (60 à 70°), mais les résultats sont juste l'opposé si l'on opère à 40° ou 55°.

D'ailleurs Hastings a fait observer qu'en plongeant pendant une demi-heure la membrane natatoire d'une grenouille dans de l'eau à 45°, on déterminait une contraction de tous les vaisseaux, et par conséquent une augmentation de tension dans la masse sanguine.

Le même fait a été signalé par Bergmann.

Une observation courante nous servira également de preuve : Quand on prend un bain chaud les mains restant plongées dans l'eau, on voit au bout d'un certain temps les doigts pâlir, les tissus se ratatiner et la peau présenter des rides et des plis parfois assez persistants.

La chaleur enfin est un des moyens de destruction des bactéries les plus efficaces et les plus rapides que nous ayions à notre disposition. L'eau à 55°, et à plus forte raison quand elle a été préalablement bouillie, est non seulement aseptique, mais jouit encore de véritables propriétés antiseptiques. En effet, si l'on en croit les expériences de Micquel, un liquide renfermant 3.500 bactéries par centimètre cube, n'en contiendrait plus que 33 après avoir été maintenu pendant 15 minutes à 55°.

Vaso-motrice, antiseptique et antitoxique comme nous le démontrerons, vaso-constrictive, analgésique, voilà les principales grandes propriétés dont jouit l'eau chaude en thérapeutique médicale.

Favorisant donc le péristaltisme intestinal, elle est par suite un régulateur de la digestion, et si l'on se rappelle en

outre le rôle des infections et des intoxications dans la ge-
nèse des névrites, on comprendra que l'entéroclyse à haute
température a une indication bien justifiée dans la sciatique
et les douleurs névralgiques pelviennes. Grâce à elle, en effet,
on peut réaliser le nettoyage du gros intestin, l'évacuation des
produits putréfiés qui s'y trouvent et celle des microbes et de
leurs toxines. De cette façon on diminue notablement les auto-
intoxications d'origine intestinale, et par conséquent on peut
atténuer, voire même supprimer les effets nocifs qui en résultent pour le système nerveux, et notamment pour les nerfs
de la région pelvienne, beaucoup plus fréquemment atteints
comparativement à ceux du membre supérieur.

Mais de l'entéroclyse chaude, il ne résulte pas simplement
une désinfection locale, si je puis m'exprimer ainsi ; en effet,
le liquide injecté n'est généralement jamais expulsé en tota-
lité, car il faut tenir compte, dans une large part, de la ré-
sorption ; or, le liquide résorbé va laver le foie, le sang, les
reins et contribue ainsi à éliminer par diurèse les toxines
qui ont déjà pu pénétrer dans l'organisme.

Etant enfin vaso-constrictive, elle agit sur la circulation
générale tout entière, mais surtout sur la circulation abdo-
minale, quand l'eau chaude a pu pénétrer jusqu'au cœcum
et porter ainsi son calorique tout autour des organes splanch-
niques, au voisinage immédiat des vaisseaux et des plexus
nerveux. C'est dans ces conditions qu'elle pourra activer la
circulation, amener une sédation dans les phénomènes douloureux et favoriser par suite les sécrétions et les échanges
cellulaires. C'est à mon avis la seule explication vraiment
plausible des effets bienfaisants que l'entéroclyse chaude
puisse produire dans les congestions ou inflammations chroniques des organes digestifs et génito-urinaires, ainsi que
dans les douleurs aiguës qui les accompagnent souvent.

Enfin, et c'est là son rôle le plus important, les injections recto-coliques chaudes réalisent pour les nerfs du plexus péri-rectal de véritables bains locaux avec tous les phénomènes vasculaires et nerveux qui résultent du contact prolongé de l'eau chaude ; vaso-dilatation immédiate très courte, puis vaso-constriction pendant un quart d'heure environ, accélération des échanges avec inhibition des terminaisons nerveuses et sédation des douleurs et des spasmes.

De plus, comme les névralgies s'accompagnent fréquemment de troubles vasculaires atrophiques, on peut admettre comme vraisemblable que ces bains chauds appliqués localement, tout près de l'origine médullaire du sciatique malade, doivent constituer un moyen thérapeutique d'une réelle efficacité.

CHAPITRE III

MANUEL OPERATOIRE

Pour que les injections intestinales chaudes produisent tous leurs effets physiologiques et thérapeutiques, il importe de se souvenir que les questions de température et de technique ont une importance capitale. En effet, au-dessous de 48°, ces effets ne consistent guère que dans l'exonération et le lavage du gros intestin.

Pour que l'action vaso-motrice de l'eau chaude se manifeste nettement, il faut que la température, constatée au thermomètre, atteigne environ 50°. D'ailleurs, le professeur Reclus, qui a le premier conseillé les lavements chauds en gynécologie, prétend que l'intestin supporte fort bien des températures de 50 à 55°. Au-dessus il est moins tolérant, mais l'eau chaude ne lui est réellement nocive que vers 59°. Nous allons indiquer en passant un petit procédé assez pratique et qui pourra rendre des services à la campagne, pour reconnaître sans thermomètre les températures approximatives de l'eau chaude :

De 45 à 48°, on peut maintenir dans l'eau la main toute entière, sans éprouver aucune sensation pénible.

Dans l'eau à 50°, on peut maintenir la main immobile pendant 10 ou 15 secondes ; on éprouve alors une légère sensation de brûlure, qu'on peut faire disparaître en partie en agitant la main dans le liquide.

Dans l'eau à 55°, la main éprouve une sensation de brûlure assez vive.

Nos malades ont commencé leurs injections vers 45° et sont progressivement arrivés, au bout de quelques séances, à tolérer les températures de 53 à 55°.

La précaution essentielle pour conserver ces lavements, c'est de les prendre très lentement (8 à 10 minutes pour un litre), car il faut éviter autant que possible que l'intestin se révolte ; si des contractions trop énergiques se faisaient sentir ou même si le malade éprouvait une sensation de plénitude trop accentuée, il arrêtera ou fera arrêter l'écoulement pour ne le rétablir que quand aura complètement cessé la réaction de la paroi intestinale, mais toujours avec les plus grands ménagements.

La pression doit être faible ; le bock ou l'irrigateur ne doit pas être placé à plus de 30 à 40 centimètres au-dessus du siège. On aura soin de le recouvrir d'une serviette pour éviter une déperdition trop grande de chaleur.

Le liquide le meilleur à utiliser est sans contredit le sérum de Hayem, mais à défaut de ce dernier on pourra faire bouillir de l'eau et y ajouter une cuillerée à café de sel marin par litre. On pourrait encore se servir du mélange suivant, également excellent :

> Bicarbonate de soude . . ⎫
> Sulfate de soude. . . . ⎬ en parties égales.
> Chlorure de sodium . . ⎭

Mais si l'intestin est facilement irritable et si les reins sont sains, le sérum physiologique de Hayem est la solution isotonique la mieux tolérée.

Comme sonde, il suffit d'avoir la canule rectale ordinaire,

en caoutchouc simple ou en ébonite, de 30 centimètres de longueur, munie d'un orifice à son extrémité et de deux yeux latéraux opposés, que l'on introduit doucement après l'avoir convenablement vaselinée.

Avant de prendre son injection, le malade aura soin d'aller à la selle, ou même, ce qui est préférable, de prendre un petit lavement chaud évacuant. Ceci fait, il pourra se coucher sur un lit garni ou s'étendre par terre sur un tapis, la tête soutenue par un oreiller. L'attitude qu'il prendra sera très importante pour conserver son lavement. Nous rejetterons la position genu-pectorale comme étant peu tolérée par les malades et très fatigante. Il se couchera donc sur le dos, le siège légèrement soulevé et les jambes demi-fléchies. Au bout d'un instant, on lui conseillera de se tourner un peu sur le côté droit pour favoriser la pénétration du liquide vers le cœcum.

L'irrigation une fois finie et la canule retirée, le malade restera immobile au lit, couché sur le dos, pour prévenir tout spasme et pouvoir ainsi garder le liquide injecté 20 ou 30 minutes.

La quantité de liquide à injecter devra varier entre 1 et 2 litres. On pourra les prescrire matin et soir, suivant les cas, ou seulement une fois par jour.

L'entéroclyse à haute température peut être continuée très longtemps sans inconvénients. Une personne, à qui le docteur Annequin l'avait conseillée depuis plus d'un an pour troubles gastro-intestinaux chroniques, s'en est si bien trouvée qu'elle n'a plus cessé d'y recourir chaque jour depuis lors.

Cependant il y a quelques petites règles à observer. La femme devra les cesser de rigueur au moment de l'apparition de ses règles ; de petites relâches de temps en temps sont d'ailleurs très favorables, la réaction n'en devenant que plus intense après.

Enfin, j'ai remarqué chez un malade une accélération du rythme respiratoire par le reflux du sang des vaisseaux pelviens dans la circulation générale.

Cette accélération pourrait même aller, dans certains cas, jusqu'à un sentiment d'oppression, d'angoisse, avec palpitations violentes. Chez les cardiaques il sera donc prudent d'employer des températures progressives, en surveillant l'apparition des symptômes que nous venons de signaler.

CHAPITRE IV

OBSERVATIONS

Nous allons maintenant exposer quelques observations pour servir à la démonstration de notre thèse. Le traitement par l'entéroclyse à haute température a été appliqué systématiquement, et tous les résultats ont été nettement favorables. Nous commencerons par donner trois observations empruntées au docteur Annequin lui-même.

OBSERVATION PREMIÈRE
(Dr Annequin)

Homme de 45 ans, neuro-arthritique, gros mangeur, quelque peu dyspeptique. A pris froid au commencement de décembre 1906 et se plaint depuis lors de phénomènes très douloureux dans la hanche et la partie postérieure du membre inférieur droit avec exacerbations nocturnes ; douleur vive à la pression sur tout le trajet du nerf sciatique, notamment à son point d'émergence aux points sacro-iliaque, fémoraux, poplité et malléolaire externe ; toucher rectal profond nettement douloureux en arrière et à droite dans la direction du plexus sacré ; membre malade dans l'adduction et la rotation en dedans avec flexion du genou ; impossibilité de le

soulever, la jambe étant dans l'extension ; mouvements d'abduction et de rotation en dehors très pénibles ; grandes dif-
ficultés pour s'asseoir et se tenir debout ; marche à peu près
impossible, même en s'appuyant sur deux cannes : peu de
sommeil, malgré une potion opiacée. Pas de blennorrhagie
ni de syphilis ; pas de lésions des grands appareils organi-
ques, sauf un peu de dilatation d'estomac et d'augmentation
de volume du foie ; température normale ; quelques dépôts
d'urates dans l'urinoir.

Traitement. — Régime lacto-farineux ; un demi-verre d'eau
de Vichy chaude avant chaque repas ; repos au lit ; entéroclyse à 48° le matin et le soir avec du sérum physiologique,
puis application pendant une heure sur la hanche et la partie
postérieure de la cuisse, de ouate hydrophile trempée dans
de l'eau à 55° bien exprimée et recouverte de toile cirée et
de flanelle.

Même traitement pendant les deuxième, troisième, quatrième, cinquième et sixième jours par l'entéroclyse pratiquée
matin et soir avec du sérum artificiel et en élevant progressivement la température à 55° ; continuation également des
applications chaudes locales.

Les phénomènes douloureux s'atténuent rapidement de jour
en jour sans qu'il soit fait usage d'anesthésiques ; le sommeil devient satisfaisant ; les mouvements commencent à être
faciles ; le malade parvient à s'asseoir, à se tenir debout et
à faire quelques pas à l'aide d'une canne. Désireux de hâter
la guérison et de faire disparaître les troubles moteurs, je
prescris d'ajouter au traitement par l'entéroclyse chaude, le
massage et la *kinésothérapie*. Le massage est commencé par
l'effleurage sur tout le membre, en se servant d'eau chaude
et de savon pour faciliter les manipulations. La kinésothérapie consiste d'abord en mouvements passifs du pied, du genou et de la hanche pratiqués six ou huit fois de suite, dans

tous les sens, en augmentant chaque jour l'amplitude des
mouvements. Vers le douzième jour, on ajoute l'exercice dit
du plan incliné. L'amélioration du fonctionnement du membre fait des progrès rapides. Vers le dix-huitième jour, le
malade arrive presque à élever son membre à angle droit le
long du plan incliné ; la marche lente sur un terrain plat est
facile. Au bout d'un mois la sciatique est considérée comme
complètement guérie ; en effet, tous les mouvements se font
sans douleur avec leur amplitude normale ; le massage profond le long du nerf sciatique se supporte bien ; l'aptitude à
la marche, même en terrain accidenté, est ce qu'elle était
avant la maladie.

Ajoutons que les symptômes de dyspepsie et de gonflement
du foie ne s'observent plus. Le traitement est encore continué et la guérison paraît définitive.

OBSERVATION II
(Dr Annequin)

Homme de 30 ans, assez bonne santé générale ; est sujet
aux douleurs rhumatismales et à la constipation ; n'a ni
syphilis, ni blennorrhagie ; souffre depuis dix jours d'une
névralgie sciatique de tout le membre inférieur gauche attri-
buée à un refroidissement ; a été traité par la morphine et
les applications à la hanche de salicylate de méthyle, qui
ont atténué les douleurs spontanées.

Symptômes classiques de la sciatique, diminution du réflexe achilléen ; différence en moins de près d'un centimètre
au niveau du mollet ; douleurs à la pression assez marquées
tout le long du sciatique, y compris les branches d'origine
intra-pelviennes ; grande difficulté pour s'asseoir et se tenir

debout ; douleur vive si l'on essaie de soulever le membre, en maintenant la jambe dans l'extension et si l'on veut produire l'abduction et la rotation du fémur en dehors ; sommeil troublé.

Traitement. — Régime lacto-farineux, eau de Vichy, repos au lit, entéroclyse à 48° matin et soir, avec eau bouillie, contenant par litre une cuillerée à café d'un mélange à parties égales de sulfate de soude et de chlorure de sodium ; applications sur la hanche et la partie postérieure de la cuisse de sachets de sable chauds, conservés matin et soir pendant une heure.

Ce traitement est continué tel quel pendant une semaine, en portant progressivement à 55° l'eau servant à l'entéroclyse. Les phénomènes douloureux s'atténuent très vite ; le sommeil devient satisfaisant ; les mouvements se font de jour en jour avec plus de facilité ; vers le septième jour du traitement le malade peut s'asseoir, se tenir debout et faire quelques pas dans sa chambre sans provoquer de douleurs ; le membre malade peut se soulever assez facilement à 25 centimètres de hauteur, la jambe étant maintenue dans l'extension.

En vue de hâter le retour complet du fonctionnement du membre, je prescris, comme dans le cas précédent, d'ajouter au traitement en cours une séance quotidienne de massage et de kinésothérapie et d'augmenter progressivement la force des manipulations, ainsi que l'étendue des mouvements passifs exécutés dans chaque articulation. Les exercices avec le plan incliné et ceux d'assouplissement n'ont été commencés que vers le seizième ou dix-septième jour. Le traitement ainsi complété a été continué pendant six semaines ; à cette date la sciatique pouvait être considérée comme définitivement guérie ; toute douleur avait disparu, les mouvements avaient recouvré leur amplitude normale.

La marche était facile même en terrain varié, le malade
pouvait soulever le nombre inférieur à gauche à angle droit
et se tenir sur lui un temps assez long. Il subsistait toutefois
une légère diminution du mollet. Il a été prescrit de continuer quelque temps l'entéroclyse une fois par jour et de
faire également chaque jour une séance d'exercices d'assouplissement. La guérison s'est bien maintenue.

OBSERVATION III
(Dr Annequin)

Jeune femme de 25 ans : a eu un enfant il y a onze mois,
a nourri ; a été atteinte, il y a trois mois, d'une sciatique
du côté gauche, qui a été traitée par diverses médications
usuelles (antipyrine, pyramidon, vésicatoires, salicylate de
méthyle, etc.). Les douleurs spontanées ont à peu près disparu, sauf parfois la nuit et lors des changements de temps ;
mais la pression est toujours douloureuse à la hanche et sur
le trajet du sciatique. La marche est pénible et se fait en
boitant fortement et en se penchant sur le côté sain. La malade a beaucoup de peine à monter quelques marches d'es-
calier. Elle éprouve dans tout le membre une sensation de
froid et d'engourdissement. Le réflexe du tendon d'Achille
n'est pas appréciable ; l'élévation du membre est presque
impossible quand on maintient la jambe dans l'extension ;
les mouvements d'abduction et de rotation du fémur sont
difficiles ; le mollet gauche présente 2 centimètres de moins
que le droit ; les téguments du pied sont légèrement cya-
nosés. Il existe en même temps quelques douleurs dans la
région lombaire, une sensation de pesanteur dans le périnée,
de la leucorrhée, de la constipation, parfois un peu de ténes-
me vésical, quelques troubles dyspeptiques, de l'amaigris-

sement et surtout de la dépression nerveuse. Toutefois, l'examen local ne révèle qu'un peu de tuméfaction du col utérin avec diminution de consistance.

Le traitement bi-quotidien par l'entéroclyse à 48° et par les sachets de sable chaud est aussitôt institué, en recommandant d'augmenter progressivement la température du liquide de l'entéroclyse jusqu'à 55°, et de faire tous les deux jours une injection chaude vaginale légèrement formolée. Je prescris en même temps l'eau de Vichy, les granules de strychnine et la décoction de céréales.

L'amélioration des fonctions digestives, de la dépression nerveuse, de la leucorrhée et des phénomènes pelviens se produit très rapidement ; de plus, le sommeil redevient meilleur ; la sensation de froid et d'engourdissement tend à disparaître ; les forces augmentent : la marche et les mouvements sont plus faciles, notamment ceux de la hanche. Ces modifications sont très nettes vers le dixième jour. La malade est satisfaite de pouvoir enfin commencer à s'asseoir, à se baisser, à se coucher et à faire quelques menus travaux sans trop souffrir.

Le même traitement est suivi sans discontinuité pendant deux mois, en y ajoutant, à dater du dixième jour, un massage très doux du membre et de la hanche avec eau chaude et savon, et des mouvements passifs et actifs de toutes les jointures, exécutés chaque jour une dizaine de fois dans le sens des divers mouvements normaux. Vers le 25° jour, un plan incliné est improvisé, au moyen d'une poutre appuyée contre un mur : la malade apprend à s'y exercer à l'élévation du membre inférieur gauche.

Aucun incident n'est survenu au cours de ces deux mois de traitement, dont les résultats ont été excellents.

Les voici d'une façon sommaire :

État général très bon ; régularité parfaite des fonctions

digestives ; augmentation de poids de 4 kilogrammes ; disparition complète des douleurs : possibilité d'élever à angle droit le membre inférieur gauche, la jambe étant dans l'extension ; retour de l'amplitude des mouvements de la hanche ; grande facilité pour monter les escaliers ; coloration normale des téguments, augmentation de volume du mollet gauche, qui ne présente plus qu'un centimètre de différence avec le droit. La veille de mon examen, la malade a pu sans fatigue parcourir à pied près de 12 kilomètres dans son après-midi, en ne se reposant qu'une fois.

Il lui a été recommandé de continuer une fois par jour, et pendant un mois, l'entéroclyse à 55°, ainsi que les exercices de massage et d'assouplissement. D'après les renseignements reçus, les résultats obtenus se sont maintenus.

OBSERVATION IV
(Personnelle)

M. O..., 44 ans. A beaucoup chassé dans sa jeunesse et a éprouvé de nombreux refroidissements. Passe un gué pendant un jour froid et humide de l'automne de 1897. Le lendemain, douleur très intense du côté droit ; elle s'atténue un peu les jours suivants, mais persiste néanmoins assez violente, malgré les bains chauds prolongés conseillés par le docteur Bouveret, de Lyon. Le mal disparaît au milieu de l'été, et revient à l'automne. Les rémittences furent de plus en plus courtes, à tel point que la douleur finit par devenir continue, en même temps qu'elle augmente d'intensité. Cette douleur a son siège dans la région fessière, la partie postérieure de la cuisse, d'où elle se propage parfois à la région péronière et au petit orteil.

Electricité pendant plus d'un an, hydrothérapie, vésicatoires volants nombreux sans résultats. Des pointes de feu appliquées sur le trajet du nerf n'ont pas mieux réussi ; les autres médications (aspyrine, morphine, stypage, etc.), n'ont obtenu qu'un soulagement passager.

De plus, notre malade a pris à l'intérieur, à haute dose, bromure de sodium, quinine, acide salicylique, au point, à son dire, d'en devenir fou !

Je le vois le 20 février 1907, marchant péniblement, s'appuyant sur deux cannes, traînant la jambe, tirant la hanche en haut, en même temps qu'il inclinait la moitié supérieure du corps du côté opposé.

Ce malade passe la plus grande partie de son temps étendu sur un canapé. Le sommeil est troublé ; le moindre mouvement est douloureux ; un simple éternuement a suffi quelquefois à lui provoquer un paroxysme douloureux. L'état général a même été intéressé ; le malade a notablement maigri ; il est pâle et très anémique.

Antécédents héréditaires. — Fils aîné d'une famille de 4 enfants, tous en parfaite santé. Son père et sa mère sont encore vivants et jouissent d'une bonne santé relative ; aucun antécédent arthritique dans la famille.

Antécédents personnels. — Avant son imprudence à la chasse, le malade déclare avoir toujours eu une « santé de fer ». Pendant son service militaire, il a cependant contracté à plusieurs reprises la blennorrhagie, ainsi qu'une fièvre typhoïde qui lui avait laissé un peu de myocardite, car la marche depuis l'essoufflait assez rapidement et, pendant ses exploits cynégétiques, il était souvent obligé de faire des haltes.

Souffle systolique à la pointe du cœur, sans tendance à se propager du côté de l'aisselle. Rien aux poumons.

Si l'on examine la jambe droite malade, on pourra noter tous les symptômes de la sciatique : signes de Bonnel, de

Bordel, de Lasègue. Le sciatique est pris depuis son origine jusqu'à la bifurcation poplitée, et est le siège d'une douleur continue exagérée par la pression. La cuisse droite présente une atrophie très marquée : 4 centimètres de différence d'avec le côté sain ; les muscles fessiers ont perdu toute leur tonicité ; les péroniers et les extenseurs des orteils sont également un peu grêles, de sorte que le malade éprouve de la difficulté à lever la pointe du pied et butte en marchant.

On lui prescrit d'abord le repos absolu au lit, et dès le lendemain matin on lui fait administrer un lavement chaud à 42°. Il fut très mal supporté, le malade se plaignant de brûlures très vives, qui au fond n'existaient pas, car le soir on lui en fit reprendre un second à la même température, mais après avoir pris la précaution de lui dire que celle-ci avait été très notablement abaissée ; il n'accusa plus aucune sensation désagréable. On fait placer tout le long de la face externe de sa cuisse, deux bouillottes très chaudes. Le même traitement fut continué pendant 5 jours sans amélioration bien nette.

Le 27 février, on me fait appeler, le malade étant en proie à des paroxysmes intolérables. Je fais une piqûre de morphine et recommande d'élever la température de l'entéroclyse à 45° ou 46°. On administre pendant 2 jours des lavements à 46°. L'amélioration est très rapide ; les douleurs spontanées cessent brusquement et le patient peut dormir une partie de ses nuits. Tous les jours on augmente de 2 degrés la température du sérum et le 2 mars, le malade supporte fort bien des lavements de deux litres à 55°. Le 15 mars, époque où je le revois, il se lève 3 ou 4 heures par jour, et se promène dans sa chambre, appuyé sur une canne.

A ce moment, à l'exemple du docteur Annequin, je lui fais faire deux séances de massage par jour, de 10 minutes, ainsi que quelques exercices de kinésothérapie, au moyen du plan incliné.

Le 25 mars, le malade marche sans canne ; il fait même depuis plusieurs jours de petites promenades dans son jardin, sans éprouver aucune fatigue.

Son atrophie musculaire s'améliorant lentement par le massage, je lui conseille d'aller voir un médecin en ville pour se faire faire des massages électriques. Il s'est si bien trouvé du traitement, qu'il continue d'ailleurs encore, que notre malade se considère comme complètement guéri, car il a recouvré toutes les fonctions de son membre.

Observation V
(Personnelle)

Mlle F. C..., 25 ans, couturière. Est sujette depuis sa plus tendre enfance à des névralgies assez intenses, se produisant alternativement sur divers points du corps. En 1905, se trouvant alors à Lyon, elle souffrait depuis plus de 6 mois de violentes névralgies faciale et dentaire. Sur les conseils d'un médecin, elle alla trouver le docteur Tellier, qui diagnostiqua des pulpites nombreuses, et lui conseilla de se faire extraire en masse ses dents, unique cause, selon lui, de ses douleurs. Elle consentit à l'intervention, et sous sommeil chloroformique, le docteur Tellier, voyant sa bouche en si mauvais état, lui enleva toutes ses dents. Huit jours après l'opération, les douleurs persistaient toujours aussi violentes et rebelles qu'au début. Un œdème énorme de toute la face s'étant déclaré, et dû, sans doute, à son infection buccale, elle entra le 1er mars 1905 dans le service de Gangolfe. Ce dernier lui prescrivit de fréquents lavages buccaux à l'eau oxygénée chaude, et lui ordonna une piqûre de morphine tous les jours.

Dix jours après, l'œdème avait à peu près complètement

regressé, mais la névralgie faciale restait toujours aussi rebelle qu'au début. On la fit alors passer en médecine, pour y suivre un traitement électrique approprié. Elle parut s'en trouver bien, même dès les premières séances ; elle commençait à se passer de morphine et à pouvoir dormir quelques heures pendant la nuit. On fut obligé de suspendre brusquement le traitement, grâce à une attaque violente de rhumatisme articulaire aigu, pyrétique et généralisé, qui força notre malade à garder l'immobilité la plus absolue.

On la traita par les classiques enveloppements salicylés, joint à cela, comme médication interne, le salicylate de soude à haute dose, et l'iodure de potassium.

La névralgie faciale disparut alors rapidement ainsi que les fluxions articulaires. Si l'on s'enquiert des antécédents héréditaires de cette fille, on apprend qu'elle est de souche foncièrement arthritique : sa mère est, en effet, morte à l'âge de 45 ans, d'une endocardite rhumatismale ; son père, encore vivant, âgé de 54 ans, est également atteint de rhumatisme chronique, qui l'oblige à garder continuellement le lit depuis 4 ans. La malade a également connu un de ses grands-pères, qui aurait fait la campagne de 1870, et qui depuis l'âge de 32 ans serait toujours resté infirme, grâce à du rhumatisme noueux.

Comme antécédents personnels, nous aurons peu de chose à signaler.

L'examen des grands appareils ne dénote rien de particulier : cependant, en auscultant la région précordiale, on entendra un souffle systolique, à maximum d'intensité vers la pointe, qui bat au niveau de la ligne mamelonnaire, et avec tendance à se propager du côté de l'aisselle. La malade d'ailleurs déclare être facilement essoufflée quand elle monte des escaliers, ou qu'elle se livre à une besogne pénible.

Les poumons sont sains.

La région hépatique est légèrement douloureuse à la palpation ; le foie déborde un peu les fausses côtes et on sent assez nettement le fond de la vésicule. Les reins fonctionnent normalement et la rate n'est pas hypertrophiée.

Etant un peu chloro-anémique, notre malade a eu, il y a quelques années, de l'albumine dans ses urines ; elle a toujours été très constipée et a eu fréquemment des embarras gastro-intestinaux ; nausées après les repas, maux de tête violents, vertiges, sensation de doigt mort, avec crampes, en un mot presque tous les petits signes du brightisme. Par un régime approprié, une partie de ces symptômes se sont amendés, et à l'heure actuelle notre malade ne présente plus d'albumine dans ses urines, mais elle est toujours sujette aux troubles intestinaux.

Je fus appelé le 27 février 1907, auprès de cette malade alors en proie à des paroxysmes intolérables. Elle me déclara qu'elle était très sujette aux névralgies rhumatismales, et de fait, examinant les parties douloureuses, je constatai que toutes les articulations de ses deux membres inférieurs étaient prises, à l'exception toutefois de l'articulation coxo-fémorale gauche. Je diagnostiquai une attaque de rhumatisme articulaire, pyrétique, violente et généralisée. Mais, poussant plus loin mes investigations, je remarquai par des pressions méthodiques, que le sciatique droit était très douloureux sur son trajet jusqu'au niveau du creux poplité, et que les douleurs s'exaspéraient surtout la nuit par la chaleur du lit. Les mouvements provoqués réveillant une douleur trop vive dans les articulations, je me dispensai de rechercher les signes classiques de la sciatique, convaincu toutefois que j'avais affaire à une attaque de rhumatismes, compliquée de sciatique droite.

Traitement. — Régime lacté absolu ; eau de Vichy et tisanes diurétiques ; en même temps, on administre à l'intérieur du salicylate de soude, 3 grammes par jour. Les articulations malades furent en même temps enveloppées avec du salicylate de méthyle.

Dès le lendemain matin, on administre un lavement chaud. A cet effet, on transporte la malade sur un lit garni ; la température du sérum était de 49°.

Cette première injection fut assez mal supportée. Je remarquai chez notre patiente un certain état syncopal, avec accélération au début du rythme respiratoire. Néanmoins, sans qu'il survint aucun incident, elle put garder pendant près de 20 minutes un litre et demi de sérum. Le soir, nous recommençâmes la même manœuvre ; l'eau de l'entéroclyse était toujours à 49° ; les mêmes phénomènes respiratoires, avec palpitations se reproduisirent, mais moins intenses qu'au début. Elle conserva encore un litre 1/2 de liquide, cette fois pendant une demi-heure.

Le lendemain, ne pouvant surveiller moi-même le manuel opératoire, je recommandai, ayant affaire à une cardiaque, de toujours maintenir la température dans le bock à 49°, et de suspendre immédiatement le lavement s'il survenait un trouble quelconque, comme syncope, palpitations trop violentes, ou cyanose prononcée.

Le lendemain, j'appris avec plaisir qu'aucun incident n'était survenu mais, qu'au contraire, la malade se trouvait bien mieux, car les douleurs spontanées avaient à peu près complètement disparu, et elle avait pu reposer une partie de la nuit.

On continua le même traitement les jours suivants, en élevant de 1 degré par jour la température de l'eau dans la douche. De cette façon, la malade supporta fort bien la température de 55°, au bout de peu de jours. Ces lavements chauds furent continués sans relâche pendant un mois, et deux fois par jour.

La dernière fois que je revis notre malade, le 2 avril 1907, elle était à la promenade ; elle marchait lentement, mais sans aucune souffrance ; toute douleur avait disparu, tant dans les articulations que sur le trajet du sciatique malade. L'état général était également meilleur, l'appétit était revenu et la constipation avait totalement disparu.

En résumé, la malade se trouvait si bien de notre traitement, qu'elle m'affirma vouloir encore le continuer pendant longtemps. Je lui conseillai d'y adjoindre le massage et l'exercice modéré.

Est-ce à dire qu'elle sera maintenant à l'abri de toute récidive ? nous n'oserions pas l'affirmer, mais nous avons la conviction que le même traitement mettrait fin de nouveau à une seconde atteinte.

OBSERVATION VI
(Personnelle)

M. T..., 51 ans, fonctionnaire. Se plaint depuis 6 ans d'une douleur dans la région lombaire gauche, persistante dans ces derniers temps ; elle avait disparu auparavant pendant des intervalles plus ou moins longs. Depuis lors, la station verticale un peu prolongée était très sensible, surtout le matin quand le malade sortait du lit. Il traînait la jambe et se fatiguait vite ; vive douleur lombaire dans les mouvements de rotation du tronc. Il déclare avoir toujours beaucoup souffert, pendant les changements de temps, notamment au printemps et à l'automne.

On a essayé pour le soulager : aspyrine, salicylate de soude, sallypyrine, valérianate de quinine, morphine ; on a même tenté en Suisse la colchicine, qui, à son dire, l'aurait beaucoup amélioré, il y a de cela quelques années. Tous les traitements physiques et mécaniques ont été également mis à l'épreuve : stypage, pointes de feu, vésicatoires, ventouses, sachets de sable chauds, mais tous sont restés sans produire beaucoup d'effet. Cependant le malade a reconnu que la chaleur prolongée, le long de sa cuisse malade, lui avait souvent amené une petite sédation dans les phénomènes douloureux.

Depuis 16 mois, la douleur s'est irradiée dans la fesse droite, sur les parties postérieures de la cuisse, et dans la région péronière jusqu'à la malléole. Le malade est obligé de garder le lit pendant des jours entiers sans pouvoir dormir. Impossibilité de se coucher sur le côté touché.

Un de ses confrères, atteint comme lui de névralgie sciatique, et ayant été très amélioré par l'électricité, lui conseilla de se faire faire le même traitement ; on tenta les courants continus, mais sans aucun résultat.

Le 18 février, je fus appelé auprès de ce malade, alors en proie à de tels paroxysmes que je fus obligé de faire une piqûre de morphine. Le lendemain matin, pendant un moment d'accalmie, je pus examiner mon patient à mon aise : le sciatique était très douloureux sur tout son trajet jusqu'à la plante du pied ; signes de Lasègue et de Bonnet positifs. Pendant cet examen, je m'enquis des antécédents personnels et héréditaires sur lesquels il n'y a absolument rien à signaler d'intéressant. Le malade a toujours joui, ainsi que toute sa famille, d'une très bonne santé, cependant nous ferons remarquer que nous avons affaire à un émotif, à un impressionnable, en un mot à un neurasthénique.

Voici quel était son état le 20 février 1907 :

Le malade est couché depuis trois mois et demi, en proie, surtout la nuit, à des douleurs spontanées très vives ; fièvre le soir, 38°2, langue saburrale, appétit très diminué, constipation opiniâtre. Le malade me déclare que depuis le début de sa maladie, il avait presque toujours de la diarrhée et qu'il

a été traité à plusieurs reprises pour de la gastro-entérite.
Cette déclaration me donna, je le crois, la clef de mon diagnostic étiologique, et je conclus à une sciatique d'origine
toxique.

Je résolus de faire prendre le plus tôt possible à mon malade des grands lavements chauds. Je le mis d'abord au régime lacté absolu ; eau de Vichy, un litre par jour. Le soir
même, je lui fis administrer une injection chaude, mais il lui
fut impossible de la supporter, tellement son intestin était
irritable. Je tournai alors la difficulté, en me procurant une
sonde à double courant, que je lui introduisis dans l'anus, et
au lieu de lavement, je lui fis pendant un quart d'heure, un
grand lavage chaud du rectum à 50°. Je continuai ainsi pendant 3 jours, et le 4°, mon malade put garder, obstruant avec
le doigt un des orifices de la sonde à double courant, un litre
de sérum de Hayem à 52°. Pendant ce temps, les douleurs
spontanées avaient complètement disparu.

Le sommeil était en partie revenu, ainsi que l'appétit.

Après 9 jours de ce traitement, le malade pouvait se lever
et se promener un peu dans sa chambre, aidé d'une canne.

L'entéroclyse chaude à 55° fut encore continuée deux fois
par jour pendant 15 jours, ainsi que l'eau de Vichy et le régime lacto-végétarien.

Quand je revis mon patient le 25 mars, il se considérait
comme complètement guéri ; ses douleurs lombaires, qui
avaient été très tenaces pendant 6 ans, avaient totalement
disparu, et il ne présentait plus de troubles gastriques ; il
marchait sans canne, très facilement, et pouvait même faire
de grandes promenades sans ressentir aucune fatigue.

OBSERVATION VII

(Malade du service du D' Porte, clinique médicale des hôpitaux de Grenoble)

C. P..., 55 ans, Garçon de peine chez un débitant de boissons. Anciennement mineur.

Diagnostic. — Névralgie lombo-sciatique gauche.

Le malade, en proie à des paroxysmes très violents, rentre à l'hôpital de Grenoble le 9 février 1907. L'interne de garde qui le reçut, lui fit une piqûre de morphine, en attendant la visite du lendemain matin.

Antécédents héréditaires. — Père mort d'embolie graisseuse consécutive à une fracture de cuisse, à l'âge de 83 ans ; mère morte également à 80 ans, n'ayant jamais présenté d'affection grave durant toute sa vie, et ayant succombé à de l'artério-sclérose.

Frère aîné mort à l'âge de 35 ans, à la suite d'un accident occasionné dans une mine par le déraillement d'un wagon chargé de charbon. Sœur morte à 20 ans, de la variole, pendant la guerre de 1870.

Antécédents personnels. — Notre malade a toujours exercé la profession de mineur. Il a travaillé dans différentes mines de charbon en France, en Suisse et en Afrique. Il n'a jamais, durant son séjour aux colonies, contracté les fièvres paludéennes. Il a fait la campagne de 1870 et n'avait jamais été malade auparavant. Il a eu les pieds gelés pendant la guerre, le gauche surtout aurait été très endommagé ; d'ailleurs, l'ongle du gros orteil tombe chaque année depuis.

Du 6 février au 23 mars 1906, le malade a été traité à l'Hôpital Saint-Charles, de Toul, pour névralgie sciatique. Il en souffrait déjà depuis longtemps, mais la maladie ne l'empê-

chait toutefois pas de vaquer à ses occupations. On le traita
par l'aspyrine et les pointes de feu le long du nerf endolori.
A sa sortie de l'Hôpital de Toul, il marchait sans souffrance
et se considérait comme guéri. Il vint alors à Grenoble, au
mois d'avril 1906 ; il vécut en bonne santé relative pendant
près de 8 mois, temps qu'il passa à travailler dans les mines
de la Mure. Au mois de janvier 1907, il commença à ressentir quelques vagues éclairs de douleur dans la fesse gauche,
notamment la nuit ; elles cédèrent pendant un mois à des
énergiques frictions faites avec du baume opodeldoch et du
baume tranquille. Mais au début de février, les douleurs
d'intermittentes, devinrent fixes et permanentes ; le malade
fut obligé d'abandonner son travail pour s'aliter, et c'est en
proie à des paroxysmes très violents qu'on l'amena d'ur-
gence à l'hospice de Grenoble, le 8 février.

A son entrée, le facies et l'état général étaient satisfaisants.

Appareil circulatoire. — La pointe bat normalement dans
le 5e espace intercostal, un peu en dedans du mamelon ; à
l'auscultation, on ne relate aucune lésion valvulaire, les bruits
sont nets et bien frappés ; pouls à 78.

Appareil respiratoire. — Aucune lésion grave ; cependant
l'expiration paraît un peu prolongée. Le malade a été atteint
d'anthracose pulmonaire, car ses crachats sont fréquemment teintés en noir par des poussières charbonneuses.

Appareil digestif. — Dents noires et très mauvaises ; sto-
matites fréquentes. Langue pileuse et parquetée. Notre malade est un éthylique avéré ; il reconnaît, d'ailleurs, avoir
toujours fait beaucoup d'excès de boissons. Quand il était
jeune, il buvait assez fréquemment de 16 à 18 absinthes par
jour ; actuellement encore, il boit 3 litres de vin et 2 absinthes par jour, et c'est grâce à cela, dit-il avec assez d'ironie,
« que j'ai un très bon estomac ».

Les reins et le foie sont normaux et parfaitement sains.

Il a eu 2 blennorrhagies et un chancre induré, dont le stigmate est encore visible.

Système nerveux. — Les douleurs qu'il ressent le long du sciatique, sont surtout très fortes la nuit ; elles sont augmentées par la pression et les mouvements volontaires. Les douleurs sont surtout vives aux points fessier, trochantérien, poplité et malléolaire externe. La marche, depuis son entrée à l'hôpital, est totalement impossible.

On peut constater cliniquement, chez ce malade, tous les points de Walleix ; les signes de Lasègue, de Bonnet et de Bondet, sont également positifs.

Son membre inférieur gauche est contracté : on constate, en outre, quelques troubles trophiques de la peau, ainsi qu'une atrophie assez marquée des muscles de la face antérieure de la cuisse.

Dès son entrée, le malade fut mis au régime lacto-végétarien. Étant très altéré, il buvait 2 litres d'eau alcaline par jour. On lui donna, dès le début, 2 lavements chauds de 2 litres à 55°. Ce traitement fut continué pendant 15 jours. Pour hâter la guérison, on lui fit un peu de révulsion lombaire dès le 8e jour, on le conduisit également à la douche chaude, après laquelle on lui faisait quelques séances de massage. Au bout de trois semaines, le malade quittait l'hôpital complètement guéri de sa violente atteinte.

OBSERVATION VIII

(Malade du service du Dr Porte, clinique médicale des Hôpitaux de Grenoble)

A. M..., 55 ans. Date de son entrée à l'hôpital, 9 janvier 1907.

Diagnostic. — Sciatique double symptomatique. Myélite très améliorée par les frictions hydrargyriques. Raccourcissement du membre inférieur gauche.

Antécédents héréditaires. — Mère morte hémiplégique à l'âge de 80 ans. Père mort, il y a 3 mois, à l'âge de 82 ans, d'une congestion pulmonaire. Un seul frère en bonne santé.

Antécédents personnels. — A eu une fluxion de poitrine à l'âge de 4 ans. Depuis elle a joui d'une assez bonne santé jusqu'à 47 ans, où commencèrent à se manifester des douleurs au niveau des deux membres inférieurs.

Ces douleurs survenaient brusquement à l'occasion des mouvements volontaires, et duraient alors un certain temps, pour se réveiller à nouveau avec intensité, lors d'un nouvel effort musculaire. Ces paroxysmes persistaient surtout pendant la saison froide, mais sans prédominance marquée.

Plusieurs médecins, successivement appelés, firent des diagnostics assez différents, et ils parlèrent tour à tour de goutte, de neurasthénie, de sclérose, de névrite périphérique, etc.

Néanmoins, les douleurs suivirent leur cours et atteignirent alternativement durant de longues années, les deux membres pelviens.

Il y a huit ans que la malade n'a pas quitté la chambre. Elle a présenté dès le début de sa maladie des signes d'incoordination ; elle soulevait, dit-elle, la jambe trop haut quand elle montait des escaliers, et ses membres fléchissaient souvent.

Récemment, vers le milieu de décembre 1906, le membre inférieur gauche devint si douloureux, que la malade dut prendre le lit. Parallèlement, s'installèrent une série de parésies, surtout accentuées du côté gauche.

Se voyant incapable de tout travail, la malade demande à rentrer à l'hôpital.

Examen de la malade. — On note d'abord une certaine pâleur du teint, cependant l'état général est bon, sans amaigrissement appréciable. Le tronc est ramassé et comme cassé ; courbure globuleuse du thorax en arrière ; scoliose à convexité droite.

Il n'existe aucun gonflement articulaire ; la malade aurait cependant eu ces temps derniers les chevilles enflées. Nous n'avons noté aucune atrophie musculaire.

Appareil circulatoire. — Les bruits du cœur sont réguliers, mais très rapides. De plus, le premier bruit, effacé, se devine plutôt qu'il ne s'entend. Le pouls est ample, mais sans pression. Il est extrêmement rapide, et bat, à 5 heures du soir, 140 fois par minute ; la température ne dépasse pourtant pas à la même heure 37°5.

La malade accuse un peu de dyspnée d'effort.

Appareil respiratoire. — Les poumons ne présentent aucune particularité intéressante, si ce n'est quelques râles de congestion aux deux bases.

Appareil digestif. — La langue est un peu saburrale. La malade ne se plaint pas de ses digestions. Le foie et l'estomac ont leurs limites normales. Il n'y a pas de constipation.

Appareil urinaire. — La malade a des envies très fréquentes d'uriner, notamment la nuit. Ni sucre, ni albumine, mais un peu de phosphaturie.

Appareil génital. — La ménopause s'est produite, il y a un an seulement.

La malade nie tout antécédent spécifique.

Ses douleurs auraient été notablement améliorées, il y a 2 ans, par une pommade noire qui paraît avoir été de l'onguent napolitain, puisque la malade a eu consécutivement une stomatite violente et perdit plusieurs dents.

Appareil nerveux. — La malade accuse actuellement des douleurs qui se manifestent violemment du côté du membre inférieur gauche, à l'occasion des mouvements et dans la station debout.

Elle éprouve, en outre, des sensations de froid entre les

épaules, et au niveau des principales articulations, ainsi que
des douleurs brusques, très aiguës et très pénibles dans les
reins.

En l'absence de toute lésion articulaire appréciable, nous
avons recherché les signes de la sciatique : en soulevant le
membre inférieur gauche tendu au-dessus du plan du lit, on
provoque une douleur vive sur le côté externe du genou. Si
l'on fléchit le membre et qu'on le porte dans l'adduction, la
malade ressent également une souffrance très vive dans la
fesse et le long de la face postérieure de la cuisse.

Il n'y a pas d'abaissement du pli fessier. La recherche des
points de Valleix est négative. Le réflexe rotulien est exagéré
du même côté.

Symptômes atténués de sciatique du côté droit.

Le fonctionnement des organes des sens est satisfaisant ;
on constate quelquefois le matin un peu d'œdème des pau-
pières.

Sans doute, les phénomènes subjectifs dominent de beaucoup le tableau symptomatique ; nous avons été ainsi amenés
à rechercher les stigmates de la névropathie : cette recherche
a été négative ; les réflexes pharyngiens et cornéens sont conservés.

Le 10 janvier, on lui institua le traitement suivant :

Bien que notre malade ait nié tout antécédent syphilitique et qu'aucun stigmate extérieur de l'avarie ne soit visible, on lui donna tous les jours une cuillerée à soupe de sirop
de Gibert. Elle suivit le régime ordinaire des malades non
fiévreux, cependant au vin on substitua le lait coupé d'eau
alcaline. Le soir, elle prenait une potion opiacée pour cal-
mer ses douleurs assez intenses la nuit. Après 8 jours de ce
traitement, l'amélioration était très peu sensible.

C'est alors qu'on lui fit administrer 2 fois par jour des
grands lavements chauds avec du sérum de Hayem. Dès le

3ᵉ jour, ses douleurs nocturnes spontanées avaient disparu, mais il subsistait toujours une rachialgie lombaire très violente. On ajouta au traitement un suppositoire par jour avec extrait de thébaïque et belladone ; au bout de 8 jours, le mieux était si sensible que la malade pouvait reposer une grande partie de ses nuits sans potion calmante.

Au bout d'un mois, elle était toujours obligée de garder le lit, mais les douleurs s'étaient très atténuées, car elle pouvait même se coucher sur le côté malade sans en être trop incommodée.

Après deux mois de ce traitement, fait d'une façon régulière, elle pouvait se lever et marcher avec des béquilles. L'amélioration chez cette malade est, comme on le voit, excessivement lente.

L'entéroclyse à haute température amènera-t-elle une guérison radicale ? Nous ne saurions le prédire d'avance, mais nous sommes heureux de constater que dans cette sciatique spécifique, seul notre traitement a été réellement efficace pour amener la sédation rapide des phénomènes douloureux.

CONCLUSIONS

Il ressort des quelques observations qui précèdent, que les douleurs ont disparu rapidement chez les malades traités par l'entéroclyse à haute température et que le membre atteint a complètement récupéré son fonctionnement dans un laps de temps relativement court.

Il ressort également que l'entéroclyse a pu être utilisée facilement, même pendant la période aiguë de la sciatique et être continuée très longtemps sans le moindre inconvénient. D'ailleurs, comme en témoigne une de nos observations, quand l'intestin sera trop irritable ou que le malade aura des fluxions articulaires trop intenses pour être mobilisé, on pourra toujours en attendant tourner la difficulté en pratiquant de grands lavages chauds à 55° du rectum avec la sonde à double courant.

Les grands lavages chauds devront toujours être faits, de préférence aux lavements, quand l'intestin sera facilement irritable et que le malade ne pourra pas se lever, car il est quelquefois très difficile et très pénible pour le patient de rendre son lavement.

On peut donc admettre que l'entéroclyse à haute température constitue une méthode thérapeutique pratique et qui peut être appliquée à tous les cas et à toutes les phases de la névralgie ou de la névrite du sciatique, soit isolément, soit conjointement avec les autres modes de traitement.

Ainsi qu'il a déjà été dit, ce qui recommande tout particulièrement l'emploi de l'entéroclyse, c'est qu'elle permet d'actionner directement par l'eau chaude les branches mêmes d'origine du nerf sciatique, et les plexus sympathiques qui s'y anastomosent, c'est-à-dire des troncs et ganglions nerveux, qui échappaient jusqu'ici aux traitements locaux usuels de la sciatique. D'autre part elle n'est pas uniquement un moyen de traitement local apte à améliorer et régulariser la circulation et la nutrition de la portion intra-pelvienne et juxta-rachidienne du nerf sciatique, mais elle présente en même temps une réelle valeur au point de vue de la dépuration du sang, de l'amélioration des fonctions digestives et de la diminution des intoxications d'origine intestinale. Aussi constitue-t-elle pour la portion pelvienne du grand nerf sciatique et pour les autres nerfs de la région, la vraie médication thérapeutique physiologique, c'est-à-dire celle qui ne s'adresse pas uniquement à un symptôme quelconque, mais qui fait appel à toutes les forces médicatrices de l'organisme pour rétablir le fonctionnement normal des organes malades.

Si l'entéroclyse à haute température peut être efficacement employée à toutes les phases de la sciatique, il ne s'ensuit pas moins que c'est à la période de début qu'elle donne les meilleurs résultats, alors que les lésions nerveuses sont surtout fonctionnelles, d'ordre toxique ou circulatoire, sans atrophie, sans sclérose ni contractures.

Sans doute ce ne sera pas en présence d'une sciatique névrite confirmée et ancienne que les lavements chauds amèneront une guérison ; il en sera de même de la sciatique paludéenne et de la sciatique syphilitique, notamment quand une plaque siègera sur l'origine même du nerf. Cependant, dans tous ces cas délicats et difficiles, nous pouvons affirmer que si nous n'obtenons pas une guérison, nous amènerons tout au moins une grande sédation dans les phénomènes douloureux, l'eau chaude agissant toujours dans ces cas comme cataplasme ou vésicatoire interne.

Dans la sciatique courante, congestive, rhumatismale, toxique, si l'on veut obtenir la guérison complète et rapide, il importe donc d'y recourir d'emblée, sans s'attarder à instituer contre l'élément douleur une médication banale, qui arrive sans doute à soulager, mais qui ne guérit presque jamais et a souvent le grand inconvénient de permettre à une névralgie primitivement curable de se transfigurer insidieusement en une névrite persistante.

A cette première période, l'entéroclyse à haute température peut suffire à elle seule pour guérir la névralgie sciatique, tout comme elle fait disparaître les phénomènes douloureux qui compliquent souvent les lésions des organes génito-urinaires.

Cependant il est bon d'utiliser en même temps les applications de calorique sur le membre inférieur (sachets de sable chaud, ouataplasmes trempés dans l'eau chaude, bains de lumière, bains d'air chaud, etc.), ainsi que la révulsion au niveau de la moelle, puis de recourir au bout de quelques jours aux méthodes physiques (massage et kinésothérapie), qui ont pour résultat de produire l'élongation progressive des filets sensitifs et moteurs, la stimulation de la circulation, l'excitation des fibres musculaires et l'amélioration des échanges moléculaires. Dans ces conditions, la guérison est plus rapide et plus complète.

Quand il s'agit, non plus d'une névralgie, mais d'une névrite, et que toute la région du membre inférieur innervée par le sciatique présente des lésions trophiques et des troubles de la sensibilité et de la motilité, il devient indispensable d'enrayer promptement l'évolution de la maladie et de ne pas laisser s'installer des désordres irrémédiables. Aussi toutes les ressources de la thérapeutique doivent-elles être immédiatement utilisées, et cela dans le domaine du scialique tout entier et non pas seulement dans sa portion intra-pelvienne.

C'est alors que l'emploi progressif et méthodique du massage et des mouvements passifs et actifs rend les meilleurs services. Employés scientifiquement et avec persévérance, ces moyens thérapeutiques font disparaître rapidement les douleurs, les anesthésies, les troubles réflexes, les parésies, les contractures, les désordres vasculaires et trophiques.

Grâce à la répétition journalière des mêmes mouvements dans chacune des articulations du membre malade, la rééducation des muscles et des nerfs se fait peu à peu ; le cerveau et la moelle reprennent progressivement sur eux leur pouvoir, et il vient un moment où tous les mouvements peuvent s'exécuter facilement dans toute leur étendue et où la circulation et la nutrition s'accomplissent d'une façon normale. C'est alors seulement que la sciatique peut être considérée comme réellement guérie.

Jusqu'à présent aucune autre méthode de traitement n'a donné des résultats plus constants et plus complets, et il est à souhaiter que l'entéroclyse à haute température entre non seulement en première ligne de compte dans le traitement de la sciatique, mais qu'elle soit encore de pratique courante dans toutes les affections douloureuses des organes pelviens.

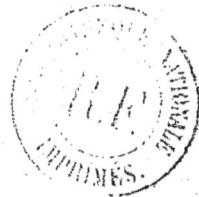

BIBLIOGRAPHIE

Annequin. — Dauphiné Médical (déc. 1906), n° 12, p. 289.

Lagrelette. — De la sciatique (thèse Paris, 1869).

Ducosté. — De l'eau chaude en chirurgie (thèse Paris, nov-1895).

Moitron (Etienne). — Contribution à l'étude de l'emploi thérapeutique des injections d'air stérilisé (thèse Bordeaux, janvier 1904).

Marié et Chauffard. — Gazette des Hôpitaux. Sur la sciatique (décembre 1902).

Cordier. — Des injections d'air stérilisé (Lyon-Médical, mars 1902).

Lasègue. — Considérations sur la sciatique (Archives de médecine, 1864).

Estradère. — Du massage, ses effets thérapeutiques (thèse Paris, 1863).

Debove. — Traitement de la névralgie sciatique par la méthode de la congélation (Société médicale des Hôpitaux, 1884 et 1887).

Clado. — Traitement des lésions tuberculeuses, accessibles par les températures élevées. Surchauffage des tuberculoses externes (Congrès pour l'étude de la tuberculose, 1891).

Félizet. — De l'emploi des températures élevées en chirurgie (Bulletin de la Société de chirurgie de Paris, 1892).

Lorain. — De l'eau chaude en obstétrique (thèse Nancy, 1887).

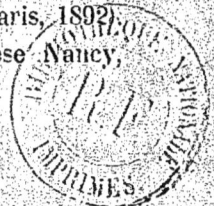

www.ingramcontent.com/pod-product-compliance
Lightning Source LLC
Chambersburg PA
CBHW070811210326
41520CB00011B/1918